Cuidados de Traqueostomías

EDITOR: *Diego Molina Ruiz*

Copyright © 2016 Diego Molina Ruiz

Edita: Molina Moreno Editores molina.moreno.editores@gmail.com

Tapa blanda, Nº páginas 76. Diseño de portada: Diego Molina Ruiz

Título de la obra: Cuidados de Traqueostomías

Libro número: 9

Serie: Notas sobre el cuidado de Heridas

Primera edición: 15/07/2016

Autores:

Autora: Mª Mercedes Murillo Vázquez

Autora: Elena Sosa Cordobés

Diego Molina Ruiz Ed.

All rights reserved / Todos los derechos reservados

ISBN-10: 1535312750
ISBN-13: 978-1535312752

Edición impresa en papel y ebook disponible en: www.amazon.com y www.amazon.es

TÍTULO DE LA OBRA:

CUIDADOS DE TRAQUEOSTOMÍAS
LIBRO NÚMERO 9
SERIE: NOTAS SOBRE EL CUIDADO DE HERIDAS

AUTORAS:

Mª MERCEDES MURILLO VÁZQUEZ
ELENA SOSA CORDOBÉS

EDITOR: *Diego Molina Ruiz*

Libro 9 CUIDADOS DE TRAQUEOSTOMÍAS

PRESENTACIÓN

La rápida evolución que en los últimos años han experimentado los conocimientos científicos, los medios técnicos, el desarrollo farmacológico y el propio sistema de salud se evidencia en la práctica clínica diaria. Esta práctica comprende un conjunto de actividades que buscan responder a la necesidad de revelar, diagnosticar o examinar lesiones con fines clínicos o de investigación. En base a ello, los profesionales de la salud, desplegamos toda una actividad curativa o paliativa utilizando para ello técnicas y procedimientos propios.

La referencia a los cuidados está presente en todo el recorrido de la obra. Destaca ante todo que es una compilación centrada en los cuidados. El lector puede comprobar gratamente, que junto a un catálogo de variadas técnicas articuladas de manera concisa y completa, contiene actividades derivadas del cuidado, enunciadas con una terminología propia y entendible. Además de una exhaustiva y pormenorizada descripción de las técnicas imprescindibles, quien se acerque a sus páginas va a encontrar los elementos más reconocibles de cuidar en distintos lugares tanto en un ambiente clínico como en el domicilio del paciente. En este aspecto, en el texto se recupera la visión centrada en el paciente y no tanto hacia la técnica.

Por otra parte, se trata de una obra colectiva que ha conseguido reunir a un destacado grupo de profesionales. Esta acertada mistura de autores aporta un profundo saber práctico y actualizado, muy útil para la clínica, que es la que caracteriza a la cultura del cuidado. Si bien, cuidar de un modo excelente no es un acto o conjunto de acciones que se puedan improvisar o protocolizar. Es necesaria la individualidad, la especificidad del cuidado, que deben ir más allá de la técnica.

La obra completa denominada "Notas sobre el cuidado de heridas" se compone de 15 libros, de los cuales los 14 primeros tratan de manera específica distintos temas como son: Los distintos tipos de Heridas, Quemaduras, Lesiones cutáneas, los Cuidados tanto de Ostomías como de Traqueotomías, las diferentes tipos de Úlceras, y el Pie Diabético. Y por último el número 15 es un libro Resumen o Compendio que recoge o engloba a los 14 anteriores.

Para terminar, es importante para mí el agradecer a todos los componentes de éste ambicioso Proyecto Editorial todo el esfuerzo que han realizado, desde el estudio pormenorizado de los temas, conciso y conforme a los más recientes hallazgos de la investigación y tecnología, hasta las pautas éticas, poniendo a disposición de la sociedad en general, lo que pueda ser un referente necesario de práctica clínica en el cuidado avanzado de Heridas.

Diego Molina Ruiz

EDITOR: *Diego Molina Ruiz*

Libro 9 CUIDADOS DE TRAQUEOSTOMÍAS

DEDICATORIA

El presente libro en particular y la colección "Notas sobre el Cuidado de Heridas" a la que pertenece, en general, van dedicados a todas las personas que padecen alguna de las lesiones que aquí se tratan. A las personas que las cuidan, sean familiares, profesionales o amigos. Y también a todas la personas interesadas en conocer o practicar todo el saber que su lectura ofrece.

¡Salud y Ánimo!

Diego Molina Ruiz

CONTENIDO

	Agradecimientos	i
1	Introducción	1
2	Anatomofisiología	3
3	Marco conceptual	7
4	Técnicas quirúrgicas	13
5	Valoración	15
6	Cuidados específicos	19
7	Complicaciones	33
8	Decanulación	35
9	Resumen	39
10	Bibliografía	41
11	Anexos	45

AGRADECIMIENTOS

A todo el elenco de autores que han hecho possible la elaboración del presente libro y en su conjunto toda la colección que forman la serie denominada "Notas sobre el Cuidado de Heridas". Un equipo de profesionales que destacan por su incansable interés por la innovación basada en la evidencia. El conocimiento apoyado por la investigación y la experimentación de practicas clínicas que conforman la experiencia del trabajo diario. Con la observación y recogida de las anotaciones necesarias para ser plasmadas y compartidas a través los textos incluidos en ésta obra.

1 INTRODUCCIÓN

La elaboración del presente libro tiene como meta facilitar el desempeño de los profesionales de enfermería en el contexto de las traqueostomías. Para ello, realizaremos una secuencia ordenada de conceptos y definiciones, así como una contextualización de la técnica de traqueostomía, con el fin de facilitar su entendimiento y poder resolver dudas respecto su abordaje.

La traqueostomía es un procedimiento quirúrgico realizado con el fin de crear una abertura dentro de la tráquea, a través de una incisión realizada en el cuello y la inserción de una cánula para facilitar el paso del aire a los pulmones. Su objetivo es restablecer la vía aérea, permitiendo una adecuada función respiratoria. Sin embargo, el procedimiento no está exento de riesgos, por lo que es necesario conocer con exactitud sus indicaciones, contraindicaciones y técnica quirúrgica.

La historia de la traqueostomía es tan antigua como la propia medicina, de ella encontramos referencias en los tratados médicos más antiguos, mencionándose ya en algunos papiros egipcios, en torno al año 3600 a.C., pero el procedimiento carecía de éxito debido a los conocimientos insuficientes sobre la técnica. A principios del siglo XX, la mortalidad postoperatoria era muy alta, pero Jackson, en 1921, demostró que observando los cuidados de la cánula y un correcto manejo de asepsia y limpieza disminuían estos índices de mortalidad a un nivel muy bajo.

Dentro de las técnicas quirúrgicas, la traqueostomía percutánea es un procedimiento mínimamente invasivo, de creciente instauración. En los últimos años se ha convertido en la alternativa a la traqueostomía quirúrgica y se está imponiendo como técnica de primera elección en los pacientes en estado crítico. La decisión de someter a un paciente a una traqueostomía debe ser siempre individualizada, valorando los deseos del paciente, las expectativas de recuperación, el riesgo de una intubación translaríngea prolongada y el riesgo quirúrgico propio de la técnica.

La traqueostomía supone un estigma social y generalmente intimida tanto al paciente como a sus familiares. Estos pacientes precisan de una valoración integral exhaustiva, siendo muy importante asegurarnos que el paciente y su familia van a ser capaces de llevar a cabo los cuidados pertinentes y de identificar posibles complicaciones o signos de alarma.

2 ANATOMOFISIOLOGÍA

Anatómicamente, el aparato respiratorio se divide en: vía respiratoria superior (conductos nasales, faringe y laringe), y vía respiratoria inferior (tráquea, pulmones, bronquios, bronquiolos y alveolos).

La tráquea es un conducto impar, medio y simétrico, situado en la parte anterior e inferior del cuello. Desciende por detrás del esternón y ocupa la parte superior del tórax, estando situado delante del esófago en todo su trayecto. Se extiende en el borde inferior de la 6ª vértebra cervical hasta la 5ª vértebra dorsal (a nivel del disco que separa la 5ª de la 6ª dorsal). Sigue a la laringe y termina en el tórax, bifurcándose en dos estructuras que son los bronquios principales. El segmento cervical traqueal se extiende desde el borde inferior del cartílago cricoides hasta el plano horizontal que pasa por el borde superior del esternón, mide entre 5 a 7 cm y se compone de 6 a 7 anillos. El segmento torácico de la tráquea ocupa un plano medio por delante del esófago, comprende desde el borde superior del esternón (incisión yugular del esternón) hasta su bifurcación en bronquios principales, y su longitud es de 5 a 7 cm, al igual que su par cervical[1]. (Anexo 1- Figura 1).

La tráquea tiene forma de tubo cilíndrico, aplanado hacia atrás. La curvatura cilíndrica no es regular, esta aplanada transversalmente hacia arriba, presentando dos depresiones en el lado izquierdo, en el tercio superior corresponde a la impresión tiroidea del 2º al 5º anillo traqueal (el istmo tiroideo está fuertemente adherido por tractos fibrosos llamados ligamentos de Gruber) y la otra, denominada impresión aórtica, que se debe al cayado aórtico por encima de su bifurcación. Su diámetro aumenta gradualmente de arriba abajo, por tanto, no es un verdadero cilindro, es en realidad una especie de cono truncado.

La tráquea que es un órgano extensible y elástico, sigue a la laringe en todos sus movimientos, así que cuando ésta se eleva se dirige hacia arriba. Además, por acción táctil, la tráquea se moviliza de izquierda a derecha[1]. Su longitud es de 12 cm en el hombre adulto y 11 cm en la mujer. El calibre traqueal varía según la edad y el sexo, esto es importante debido a que explicaría los diferentes tamaños de cánulas para traqueostomía y de tubos endotraqueales. En cuanto al diámetro traqueal en la mayoría es:

- 6 mm en el niño de 1 a 4 años.
- 8 mm en el niños de 4 a 8 años.
- 10 mm en el niño de 8 a 12 años.
- 13 a 15 mm en el adolescente.
- 16 a 18 mm en el adulto.

Este calibre traqueal varía según la tonicidad del músculo traqueal. La tráquea del recién nacido es blanda y seis veces más complaciente que la del adulto[1]. El crecimiento traqueal progresa de la niñez a la pubertad, el largo de la tráquea cambia de 4 cm en el neonato a 12 cm aproximadamente en el adulto. Después de la pubertad, los cartílagos en herradura no se expanden y el crecimiento resulta de los músculos y ligamentos. No existen diferencias entre varones y mujeres y el diámetro permanece constante a todo lo lago de la luz traqueal.

En cuanto a las funciones de la tráquea, durante el proceso respiratorio, su diámetro disminuye un 50% en la espiración y se deforma su pared posterior musculo fibrosa, y en la inspiración, el diámetro de la tráquea torácica aumenta y el de la cervical disminuye. Por otro lado, la tráquea, junto con la cavidad nasal, constituyen un eficiente sistema acondicionador de aire que asegura que éste llegue al pulmón a la temperatura corporal y bien saturado de vapor de agua. Entre otras funciones destacan la función de drenaje y aparato mucociliar, gracias al movimiento ciliar, y la función inmunitaria, ya que consta de tejido linfoide bronquial asociado[1].

2.1 Respiración fisiológica

La función principal del sistema respiratorio es permitir la entrada de oxígeno, del medio externo al interior del organismo, y eliminar el dióxido de carbono producido por el mismo. El aire pasa por las vías respiratorias superiores, denominadas de conducción, hasta los alveolos, donde se produce el intercambio gaseoso. Para que este intercambio se produzca de forma efectiva, es necesario el continuo movimiento de aire dentro de los pulmones, gracias a la inspiración y la espiración.

La inspiración es u proceso activo donde el diafragma se contrae descendiendo el tórax y expandiendo los pulmones, causando una presión negativa intratorácica en relación con la de la boca y el ambiente, que produce la entrada de aire del exterior a los pulmones (el aire siempre circula de las zonas de mayor presión a las de menor)[2]. Para poder llegar hasta los alveolos, tiene que vencer la resistencia de las vías aéreas y la compliance o distensibilidad, que es la resistencia que ejerce el pulmón y el tórax al ser expandido, debido a sus propiedades elásticas. Una vez que el aire ha llegado a los alveolos, se produce el intercambio de oxígeno y dióxido de carbono entre el aire y la sangre que llega a los capilares pulmonares.

Por otro lado, el aire carado de dióxido de carbono es expulsado al exterior gracias a la espiración, proceso pasivo en el que los músculos y los pulmones se relajan, debido a su elasticidad, vuelven a su estado de reposo sin necesidad de utilizar ningún músculo. Como la presión alveolar es mayor que la atmosférica, el aire sale de los pulmones al exterior[2].

Para que la respiración sea efectiva, es necesario regular la frecuencia y la profundidad, y esto se consigue mediante quimiorreceptores carotideos y aórticos que se estimulan ante las variaciones de PO2, PCO2 y Ph sanguíneos, y el ritmo respiratorio, por los centros respiratorios localizados en el tallo cerebral, que envían estímulos a los músculos respiratorios para expandir la caja torácica e iniciar la respiración. En los pulmones existen unos receptores que, al final de la inspiración, envían una señal al sistema nervioso central, inhibiendo dicho estímulo y permitiendo la respiración[2].

2.2 Respiración artificial

En ocasiones, y por distintos motivos, el paciente no puede realizar la respiración de manera efectiva, necesitando ayuda para ello, recurriéndose en este caso a la ventilación mecánica o artificial. Entre los principales motivos de uso de ventilación artificial se encuentran: insuficiencia respiratoria aguda, acidosis metabólica, hipercapnia, disminución del nivel de conciencia y situaciones que requieren de anestesia general[2].

Entre los objetivos del uso de la ventilación artificial está: mejorar y/o aumentar el intercambio gaseoso, incrementar el volumen pulmonar y reducir el trabajo respiratorio. La indicación de su utilización se basa fundamentalmente en signos de dificultad respiratoria (estado mental, trabajo respiratorio, fatiga, etc.) más que en criterios objetivos[2]. Esta técnica no es una medida curativa, sino que se emplea como ayuda o soporte temporal para lograr restablecer la autonomía respiratoria del paciente.

3 MARCO CONCEPTUAL

La traqueostomía es un procedimiento quirúrgico que data desde antaño, que puede ser realizado con fines terapéuticos o electivos. Como objetivo principal tiene el restablecer la vía aérea, permitiendo una adecuada función respiratoria. Actualmente, su uso se encuentra ampliamente difundido, siendo necesaria para una gran diversidad de patologías. Como cualquier técnica invasiva al organismo, es un procedimiento no exento de riesgos, por lo que es necesario conocer bien cuáles son sus indicaciones, cómo y cuándo realizarla y cuáles son sus cuidados. Debemos señalar la importancia de los cuidados posteriores, ya que el manejo de enfermería está directamente relacionado con el éxito del mismo.

La historia de la traqueostomía es tan antigua como la propia medicina, de ella encontramos referencias en los tratados médicos más antiguos, mencionándose ya en algunos papiros egipcios, en torno al año 3600 a.C., pero el procedimiento carecía de éxito debido a los conocimientos insuficientes sobre la técnica. La primera traqueostomía que obtuvo éxito se realizó en 1546, llevada a cabo por el médico italiano Antonio Musa Prasolava[3]. En el siglo XIX Bretonneau operó y salvó la vida a un niño con difteria. A principios del siglo XX, la mortalidad postoperatoria era muy alta, pero Jackson, en 1921, demostró que observando los cuidados de la cánula y un correcto manejo de asepsia y limpieza disminuían estos índices de mortalidad a un nivel muy bajo[4].

El primer tubo de traqueostomía fue creado por Faricius, y consistía en una cánula de tamaño corto, la cual tenía dos alas para que el tubo no se deslizara en el interior de la tráquea y de esta manera sujetarlo y mantenerlo en el cuello. Posteriormente, Cesserius diseñó un nuevo modelo de cánula, la cual era más curvada para acoplarse mejor a la anatomía de la tráquea. La primera cánula pediátrica se diseñó en 1880 por Parker[3].

Aunque en sus inicios la traqueostomía no fue aceptada debido a su escaso éxito terapéutico, hoy en día, es una técnica muy empleada y útil para tratar y curar a pacientes con compromiso de la vía aérea, todo ello debido a los numerosos avances científicos y a la mejora de los instrumentales y de la técnica en sí.

3.1 Epidemiología

El punto central del manejo de pacientes con traqueostomía se fundamenta en la frecuencia en que se realiza el procedimiento. La posibilidad de someter a un paciente a traqueostomía se relaciona directamente con el tiempo bajo ventilación mecánica. En España, la traqueostomía se ha convertido en una de las técnicas más realizadas en las unidades de cuidados intensivos (UCI). A este hecho han contribuido la introducción de la técnica percutánea y las ventajas que tiene, como son: aumento de la comodidad del paciente, disminución del espacio muerto, mejoría de la higiene bronquial y disminución en el requerimiento de sedación[5].

En un estudio realizado en la unidad de terapia intensiva del sanatorio Rivadavia de Tucmán Argentina, en 2009, se comprobó que la traqueostomía percutánea presenta menos complicaciones post operatorias, como la infección y el sangrado de la arteria tiroidea[6].

En España, en 2008, se analizaron los datos de todos los pacientes ingresados en la UCI, que incluyó a 4.132 pacientes, de estos, 1.996 requirieron ventilación mecánica, al 13% se les practicó traqueostomía y falleció el 23%[6,7].

Según señala el Anuario Estadístico Nacional del 2012, la razón sexo masculino/femenino es de 1:1[8]. Los pacientes de sexo masculino, por ser los más propensos a trabajos de riesgo, son los que más lesiones traumáticas sufren. El grupo de edad de 50-64 años es el más afectado por este procedimiento[7].

En el Royal London Hospital, la mortalidad por trauma en pacientes traqueostomizados en el año 2000 fue de 32.2% y en 2005 se logró disminuirla a un 17.2%. En un estudio realizado en España, en pacientes con trauma craneoencefálico se sugiere que la traqueostomía temprana (≤ 9 días) brinda ventajas al paciente neurocrítico al acortar el tiempo de ventilación mecánica, la estancia en UCI y menor uso de sedantes y antibióticos pero no influye en la mortalidad[7].

Por último, acentuar que el incremento de la edad y la presencia de enfermedades crónicas en los pacientes sometidos a ventilación mecánica y traqueostomizados están asociadas a un riesgo mayor de fallecer.

3.2 Definición y tipos de traqueostomías

La traqueostomía es una técnica quirúrgica que permite acceder al árbol traqueobronquial, concretamente a la tráquea cervical. Se disponen de métodos no invasivos (tubos oro- y nasotraqueales) y de técnicas quirúrgicas específicas, como la traqueotomía o la cricotiroidotomía. El término empleado para referirse a la intervención es traqueotomía, y cuando nos referimos a abocar la víscera al exterior, lo denominamos traqueostomía. Este proceso consiste en la realización de una incisión en la piel del cuello y en los primeros anillos traqueales, con la posterior inserción de una cánula de material sintético para que entre el aire a los pulmones a través de ésta. La traqueostomía supone un acceso temporal en la mayoría de los pacientes. Sin embargo, en pacientes laringuectomizados o con trastornos ventilatorios crónicos, puede ser definitiva.

En cuanto a los tipos de traqueotomías, podemos clasificarlas en:

- Cricotirotomía: se emplea en situaciones de urgencia, en pacientes que presentan disnea severa. Se realiza entre los cartílagos tiroides y cricoides para poder conseguir una apertura de la vía aérea de manera inmediata[9]. Es un procedimiento temporal, hasta que se estabilice el paciente y se realice la traqueotomía.
- Laringectomía total: consiste en una intervención quirúrgica en la que se extirpa la laringe, de tal manera que es necesario abocar la tráquea al exterior para poder permitir la función respiratoria[9].
- Laringectomía parcial: consiste en una intervención quirúrgica en la que se extirpa de forma parcial la laringe, pero manteniendo sus funciones de fonación, respiración y deglución.
- Fistuloplastia fonatoria: es un procedimiento que permite la comunicación de la tráquea y el esófago, y se realiza mediante una fístula. Así conseguimos que pase el aire de la tráquea al esófago, pero impide el paso de alimentos del esófago a la tráquea.

3.3 Indicaciones y contraindicaciones de la traqueostomía

Las indicaciones para realizar una traqueostomía se pueden clasificar en electivas y terapéuticas[4].

- Electivas: están indicadas en pacientes con problemas respiratorios en los cuales se van a realizar cirugías importantes de cabeza, cuello, tórax y cardiacas, y, por tanto, se van a mantener intubados por más de 48 horas post quirúrgicas.
- Terapéuticas: en este caso, el procedimiento se realizará en situaciones de insuficiencia respiratoria debido a hipoventilación alveolar, con el objeto de manejar la obstrucción, eliminar secreciones o usar un respirador mecánico.

En este sentido, las principales indicaciones son:
- Obstrucción mecánica segundaria a:
  - Tumores de la vía aérea digestiva superior.
  - Cuerpos extraños que impiden la intubación o existe el riesgo de desplazarlos hacia la tráquea o bronquios.
  - Secreciones.
  - Parálisis laríngea bilateral en aducción.
  - Traumatismo laríngeo o heridas de cuello complicadas.
  - Malformaciones congénitas: membranas, hipoplasias.
  - Infecciones: epiglotis, laringotraqueobronquitis aguda, difteria laríngea.
  - Quemaduras de la vía aérea superior, cara o cuello[4].
- Enfermedades pulmonares:
  - Neumopatías extensas.
  - EPOC con enfermedad pulmonar aguda o enfisema.
  - Edema agudo de pulmón.

- Enfermedades del sistema nervioso central:
  - Accidente vascular encefálico.
  - Coma.
  - Craneotomía.
- Profiláctica:
  - Cirugía radical de cuello.
  - Cirugía de cáncer mandibular yo de la boca.
  - Resecciones pulmonares.
- Mala eliminación de secreciones bronquiales:
  - Dolor post operatorio.
  - Senilidad.
  - Escoliosis.
  - Debilidad de la pared torácica.
- Enfermedades neuromusculares:
  - Poliomielitis.
  - Tétanos.
  - Miastenia gravis
  - Síndrome guillen barré
  - Polineuritis.
- Depresión del centro respiratorio:
  - TEC
  - Intoxicación por depresores del SNC y centro respiratorio.
  - Anestesia general.

- Traumatismo torácico:
  - Tórax volante, fracturas costales.
- Uso de respiradores mecánicos

A pesar de ser una técnica ampliamente utilizada, existen contraindicaciones para su realización, agrupadas en absolutas y relativas[2].

- Absolutas:
  - Edad inferior a 15 años, ya que se aumenta el riesgo de inserción paratraqueal.
  - Infección del sitio de inserción.
  - Imposibilidad de identificar estructuras anatómicas.
  - Anemia severa.
- Relativas:
  - Hipertrofia de la glándula tiroides.
  - Cirugía previa en la zona de traqueotomía.
  - Coagulopatías.

Condiciones anatómicas desfavorables, como obesidad, cuello corto, etc.

4 TÉCNICAS QUIRÚRGICAS

La decisión de traqueotomizar a un paciente, independientemente de la técnica quirúrgica a emplear, se debe apoyar fundamentalmente en la opinión y experiencia del grupo multidisciplinar encargado de su manejo. Existen tres tipos de técnicas quirúrgicas: abierta o clásica, semiabierta y percutánea[10].

4. 1 Técnica abierta o clásica

Tiene el objetivo de crear un trayecto a través de las estructuras cervicales, con el fin de comunicar la luz traqueal con el exterior. . El enfermo se coloca en decúbito supino, a ser posible con el cuello en hiperextensión y se realiza bajo sedación. Se comienza realizando una disección de las distintas estructuras anatómicas de la región cervical anterior. Se realiza una incisión cervical, generalmente transversal, unos dos centímetros por encima de la escotadura esternal. Se progresa en profundidad hasta la musculatura infrahioidea, localizando el triángulo muscular de la tráquea, se disecan los músculos esternohioideo y esternotiroideo, visualizando la glándula tiroides. Ésta puede disecarse hacia arriba o bien seccionarse por línea media y ligarla. Inmediatamente por debajo, se encuentra la pared traqueal anterior. Con un bisturí se procede a realizar una incisión en la membrana intercartilaginosa, habitualmente entre el segundo y el tercer anillo traqueal, pudiendo realizar una charnela inferior de la pared traqueal, que se fijará a la piel con un punto de seda. Esta maniobra puede facilitar en el futuro las maniobras de cambio de la cánula.

4.2 Técnica semiabierta

La diferencia con la anterior radica en que esta técnica puede realizarse en la UCI, pero se necesita bisturí eléctrico y luz frontal.

4.3 Técnica percutánea

La traqueostomía percutánea constituye una alternativa de reciente aparición a la traqueotomía clásica. Fue descrita en 1969 por Toye y Weinstein y difundida por Ciaglia en 1985, corresponde a una modificación de la técnica de Seldinger para la canulación vascular, en la que una guía de alambre flexible es insertada en la tráquea a través de una aguja introducida percutáneamente[11]. La tráquea es dilatada en forma progresiva a través de la guía de alambre, creando una apertura del tamaño mínimo necesario para acomodar la cánula de traqueostomía.

Cada vez con más partidarios, se aprecia una progresiva implantación de la traqueostomía percutánea, sobre todo en las unidades de cuidados intensivos. En resumen, consiste en proporcionar un acceso traqueal de forma mínimamente invasiva, con menor riesgo de hemorragia y más rápida, que se puede realizar a pie de cama del paciente.

Las indicaciones de la traqueostomía percutánea son similares a la clásica, y comprenden tres grandes categorías: obstrucción de la vía aérea alta (no de emergencia), ventilación mecánica prolongada y control de secreciones traqueobronquiales Como contraindicaciones se mencionan: coagulopatías, infección local, cuello corto, inestabilidad hemodinámica, perdida de reparos anatómicos, tiroides grandes y en niños[4].

5 VALORACIÓN

5.1 Valoración integral del paciente

La valoración integral del paciente se basa en la recogida de información mediante entrevista, observando y valorando su estado general, el lenguaje verbal y no verbal, sus funciones vitales, sobre todo la función respiratoria, que es la que nos interesa en este tipo de pacientes, y valorando su nivel de consciencia. Si el paciente se encuentra intubado y con ventilación mecánica, es decir, es estado no colaborador, la valoración se llevará a cabo a través del núcleo familiar. Así, obtendremos información sobre su estilo de vida, antecedentes familiares y/o problemas anteriores al ingreso. Intentaremos tranquilizar o disminuir la ansiedad de la familia empleando información clara, pertinente, entendible y resolviendo posibles dudas que surjan sobre la situación del paciente. Esto nos servirá para poder garantizar el bienestar del paciente y su familia. Si, por el contrario, el paciente se encuentra consciente y orientado, procederemos, además de lo dicho con anterioridad, a realizar una valoración centrada en la recogida de datos sobre el manejo posterior a la colocación de la traqueostomía, sus sentimientos, dudas y el control del dolor.

Para la valoración del paciente, además de la historia clínica y la entrevista, podemos emplear una serie de escalas normalizadas que nos ayudaran a definir el diagnóstico enfermero y a elaborar el plan de cuidados. Entre las escalas existentes, las más usadas son:

-Valoración de los 11 patrones funcionales de M. Gordon o las 14 necesidades básicas de V. Henderson, para la valoración integral del paciente y la detección de algunas necesidades descubiertas del mismo.

-Cuestionario Apgar familiar, para valorar la percepción de la función

familiar.
Test de Zarit, escala de sobrecarga del cuidador.

5. 2 Valoración psicosocial

La valoración psicosocial se centra en todos los problemas generados por el cambio en la vida de la persona a la que se le realiza la traqueostomía, ya sea transitoria o definitiva. Estos problemas no solo afectan al paciente, sino también a su familia, por lo que se debe trabajar con ambas partes para la correcta adquisición de conocimientos y posterior manejo eficaz de problemas tras el alta.

Podemos sintetizar que son hasta 10 necesidades básicas las que se pueden llegar a alterar con este proceso. Puede verse comprometida desde la necesidad de respirar, a la de aprender, pasando por la de comunicación o alimentación, por lo que podemos asegurar que puede generar multitud de problemas.

Los principales problemas en este tipo de enfermos están derivados, además de por el manejo terapéutico totalmente desconocido para él, por el cambio en la imagen corporal y la falta de información[11]. Los principales problemas que podemos encontrarnos son:
- Ansiedad
- Deterioro de la movilidad física
- Riesgo de infección
- Deterioro de la comunicación verbal
- Riesgo de baja autoestima situacional
- Conocimientos deficientes(para el manejo terapéutico
- Riesgo de aspiración
- Deterioro de la deglución
- Alteración del patrón de sueño

Para la realización de la valoración psicosocial del paciente, podemos ayudarnos de escalas, tales como:

-Escala de ansiedad y depresión de Goldeberg, instrumento de cribaje para detectar la ansiedad y la depresión.

Escala de autoestima de Rosemberg, para explorar la autoestima personal como sentimientos de valía y de respeto a sí mismo.

5.3 Plan de cuidados del paciente traqueostomizado

La enfermera cuenta con numerosas herramientas para poder elaborar uno o varios diagnósticos enfermeros, a partir de los cuales elabora el plan de cuidados más adecuado a las necesidades del paciente, pudiendo sufrir modificaciones según la evolución de éste. Para la elaboración de estos diagnósticos enfermeros, la enfermera cuenta con la NANDA (etiquetas diagnósticas), NIC (intervenciones enfermeras) y NOC (criterios de resultados esperados). En el anexo 2, planteamos los diagnósticos enfermeros, con sus respectivos objetivos e intervenciones, más frecuentes en pacientes traqueostomizados[12-13]. (Anexo 2 - Tabla 1).

5.4 Manifestaciones clínicas postquirúrgicas

Después de la intervención quirúrgica suelen aparecer una serie de alteraciones, consideradas, la mayoría de ellas, normales o esperadas, y suelen tener buena evolución. Entre las manifestaciones clínicas más frecuentes encontramos[12-13]:

- Afonía.

Los pacientes sometidos a una laringectomía radical se encuentran con una serie de dificultades de relación social, por la alteración de la imagen corporal y la pérdida de voz. Por ello es importante centrar la atención en la pérdida de voz del paciente y el tratamiento para trabajar la voz esofágica. Romper el silencio contribuye a la reintegración social del paciente a través de la recuperación de su salud y autoestima.

A partir de la realización de la traqueostomía, es posible el habla del paciente. En los casos de pacientes sometidos a traqueostomías temporales y a laringectomías parciales, es posible hablar ocluyendo el orificio de salida de la cánula fenestrada con un dedo o un tapón. En el caso de que se haya extirpado la laringe por completo (laringectomía total), también es posible recuperar el habla, es más, un alto porcentaje de pacientes lo consiguen. Existen varios métodos, siendo el más importante el método de aprendizaje del habla esofágica o erigmofónica. Consiste en aprender a tragarse el aire y expulsarlo por el esófago haciendo vibrar los pliegues de éste para emitir sonido con un mecanismo similar al del eructo. Al principio, la nueva voz sonará bastante ronca, posiblemente más débil y de tono más bajo. Sin embargo, el tiempo y la práctica mejorarán la calidad de la voz. El soporte familiar y del círculo social es esencial para la rehabilitación. El aprendizaje de la voz esofágica depende en gran medida de su motivación, voluntad y disposición a colaborar, pero también de factores como, por ejemplo, su estado orgánico tras la intervención quirúrgica.

Existen también unos aparatos conocidos como laringes electrónicas o laringófonos que producen vibración gracias a la fuerza de baterías incorporadas. Estos aparatos están indicados en pacientes en los que no es posible el aprendizaje del habla esofágica.

- Disfagia

El paciente con una cánula de traqueostomía es generalmente capaz de deglutir y mantener una ingesta oral normal. Si no es así, normalmente se alimentará a través de sonda nasogástrica o por vía intravenosa. Algunos expertos prefieren que, en el caso de que el paciente porte una cánula con "neumoblok", el balón esté inflado mientras come, para evitar la aspiración de alimentos.

- Dificultad respiratoria

Es imprescindible permitir la correcta ventilación del paciente. El personal de enfermería debe estar capacitado para realizar una serie de técnicas que mantendrán permeable la vía respiratoria. Entre ellas, debemos evitar realizar aspiraciones cuando no sea necesario, pues la mucosa se irrita y pueden provocarse infecciones. La necesidad de aspirar se manifiesta por respiración ruidosa, aumento de secreciones, así como del pulso y la frecuencia respiratoria. Hay que ir disminuyendo la frecuencia de las aspiraciones a medida que mejora el estado del paciente. Los principios de la aspiración incluyen la hidratación sistémica, la humidificación del aire inspirado, el drenaje postural, la técnica estéril, el lavado del tubo con solución fisiológica, el acto de la aspiración y la hiperoxigenación e hiperventilación antes y después de la aspiración. Cuando se realiza correctamente la aspiración con cánula de traqueostomía, se puede mejorar el intercambio gaseoso y aliviar la dificultad respiratoria, promover la comodidad y reducir la ansiedad.

- DOLOR

Como en cualquier otro tipo de intervención quirúrgica, el dolor está presente en el paciente traqueostomizado. Debemos tener precaución al administrar analgésicos y sedantes, por el efecto de depresión del sistema respiratorio que tienes estos fármacos.

6 CUIDADOS ESPECÍFICOS

Para evitar o disminuir el riesgo de complicaciones relacionadas con la traqueotomía, se deben administrar una serie de cuidados, donde el papel de la enfermería es primordial, al ser la encargada de velar por los mismos.

Siempre que tratamos a pacientes traqueostomizados, es imprescindible tener a pie de cama los siguientes materiales, acompañándolo allí donde se traslade[2]:

- Dos cánulas de repuesto, una del mismo número y otra de un número inferior.
- Obturador.
- Sujeción y tijeras para cortarla.
- Tubo endotraqueal de menor tamaño que la cánula.
- Material para la intubación y ambú.
- Sistema de aspiración conectado y sondas de aspiración de distintos tamaños.

Material para la limpieza de la traqueotomía (equipo de curas, jeringas, guantes estériles, mascarilla, gasas estériles, clorhexidina, suero fisiológico).

6.1 Cánulas de traqueostomía

Las cánulas de traqueostomía son dispositivos huecos y curvos que, al introducirse en el estoma impiden su cierre (ya que sin ella se cerraría relativamente rápido debido al proceso de cicatrización que se instaura como en cualquier otra herida)[2]. La cánula mantiene una vía de entrada a la vía aérea, permitiendo su conexión al respirador. Existen diferentes tipos de cánulas, empleadas según las necesidades del paciente, pudiendo cambiarlas en función de su evolución y requerimientos. Estas deben ser suficientemente rígidas para mantener su forma en la vía aérea, pero a la vez flexibles para evitar el año tisular y aumentar la comodidad del paciente[2].

Las cánulas constan de varias partes:

- Cánula externa: tubo hueco y curvo en contacto con la traqueostomía, que mantiene abierto el estoma y comunica la tráquea con el exterior[2-14].
- Cánula interna: tubo hueco y curvo, igual que la cánula exterior, pero de menos diámetro, que se introduce dentro de ella pudiendo ser retirada para limpiar las secreciones y así evitar su obstrucción. Se fija a la cánula externa mediante un cierre localizado en el extremo proximal de ambas[2-14]. Existen cánulas de traqueotomía sin cánula interna, por lo que para evitar el cierre del estoma su recambio se debe hacer más rápido.

La elección de la cánula es una de los primeros problemas que surgen en el abordaje del paciente traqueostomizado. Al elegir la cánula óptima para el paciente, hay que tener en cuenta la longitud (muy corta podría causar la decanulación accidental y demasiado larga podría dañar la carina o introducirse en el bronquio derecho) y el diámetro (el externo no debe ocupar más de dos tercios de la tráquea para no dañar los tejidos y el interno no debe ser muy estrecho ya que amentaría las resistencias respiratorias), disminuyendo progresivamente cuando se inicia el proceso de desconexión de la ventilación mecánica[2-14].

- Obturador o fiador: se coloca en el interior de la cánula externa para facilitar su inserción, ya que al separar los tejidos periostomales con cuidado, disminuye el riesgo de lesión. Una vez insertada la cánula externa, se debe retirar el fiador e insertar la cánula interna inmediatamente.
- Placa cervical: permite fijar la cánula al cuello del paciente gracias a una cinta que se pasa a través de unas aberturas localizadas en sus laterales, y se ata en la parte posterior del cuello. La placa, al ser de mayor diámetro que la cánula, impide que ésta se desplace hacia el interior de la tráquea, y la cinta impide que la cánula se salga en un ataque de tos.
- Balón o manguito de neumotaponamiento: al inflarlo, se adapta a la forma de la tráquea, evitando así la fuga de aire alrededor del tubo externo durante la ventilación mecánica. También reduce el riesgo de aspiración de material bucofaríngeo a la vía aérea.
- Tapón de la cánula: ocluye el orificio proximal de la cánula impidiendo el paso de aire. Este tapón suele usarse cuando se quiere comprobar la capacidad de respiración espontánea que tiene el paciente, y también cuando, una vez

desconectado de la ventilación mecánica, el paciente quiere hablar.

Todas las cánulas son radiopacas, independientemente del material utilizado, ya que tienen que ser visibles en cualquier radiografía[14]. La variedad de cánulas que existe es bastante extensa, dependiendo de diferentes parámetros[2-15]. (Anexo 3 - Figura 2).

- SEGÚN TENGAN ABERTURAS O NO:
  - No fenestrada: pudiendo presentar balón de neumotaponamiento o no.
  - Fenestradas: con una o varias aberturas en la curvatura de la cánula, cuyo objetivo principal es permitir la expulsión de las secreciones por la boca y permitir la fonación, ya que, tanto el aire como las secreciones pueden pasar por las aberturas hacia la vía aérea superior. Si se coloca el tapón, el aire pasara sólo a la vía aérea superior, siempre teniendo el balón de neumotaponamiento deshinchado (sino, puede producir insuficiencia respiratoria al disminuir el flujo de aire). Las cánulas internas puede ser fenestradas (útiles en l respiración espontánea) o no fenestradas (imprescindibles en la ventilación mecánica).

Estas cánulas son muy útiles en el proceso de decanulación, y que facilita la restauración de la vía aérea y la respiración fisiológica. Además, al volver a respirar por la nariz, el paciente recuera el sentido del gusto y del olfato, se humidifica el aire y aumenta la eficacia dela tos y la expectoración, disminuyendo la necesidad de aspirar secreciones.

- SEGÚN TENGAN O NO BALÓN DE NEUMOTAPONAMIENTO:
  - Sin balón: indicadas en estadios avanzados del destete y decanulación, empleándose cuando los pacientes respiran por sí mismos y existe poco riesgo de aspiración.
  - Con balón: fundamental cuando se requiere ventilación mecánica. Cuando esta inflado, mantiene sellada la vía aérea, impidiendo la perdida de aire alrededor del tubo endotraqueal. En pacientes con riesgo de broncoaspiración, el balón sella las vías aéreas bajas evitando la introducción de material bucofaríngeo. Para evitar o disminuir daños, se prefieren balones de alto volumen y baja presión.

- SEGÚN EL MATERIAL:
  - Cánulas metálicas: las más utilizadas son las de plata, por ser un material muy bien tolerado y de fácil mantenimiento. La plata aporta un efecto bactericida, reduciendo el riesgo de

infección e irritación. Se pueden esterilizar y su duración es indefinida. Pero por otro lado, son más complicadas de ajustar porque presentan resistencias frente a malformaciones de la tráquea. Suelen ser más incómodas para personas con mayor movilidad, no se pueden conectar al circuito de ventilación hospitalario y su coste es mayor que el de cánulas de material sintético.

- Cánulas sintéticas: a diferencia de las cánulas metálicas, las de material sintético presentan menos resistencia frente a malformaciones y se adaptan mejor a la tráquea del paciente, debido a su flexibilidad. Se utilizan los siguientes materiales biocompatibles:
    o PVC: tienen buena aceptación en general pero tienen mayor riesgo de enquistarse y pueden ser fuente de dioxinas tóxicas.
    o Silicona: son utilizadas para cuidados de larga duración por su buen mantenimiento y funcionalidad, llegando incluso hasta los 2 años. Sin embargo, suelen cambiarse cada 6 meses por razones estéticas, ya que tienden a amarillear. No precisan de una cánula interna porque la silicona es bastante resistente a las secreciones. Tienen problemas de acodamiento debido a un mal uso o pacientes móviles.

Otros materiales menos frecuentes: las cánulas de poliuretano resultan muy difíciles de conseguir y además son bastante más rígidas que las mencionadas anteriormente. Las cánulas de teflón se pueden utilizar de manera prolongada, con una pared tubular muy delgada.

6.2 Cuidados postquirúrgicos

Son los cuidados llevamos a cabo desde que el paciente sale de la sala de quirófano hasta las primeras 24 horas postquirúrgicas. Estos cuidados son[6]:
- Actividades de observación y vigilancia. El mínimo desgarro tisular, junto con el efecto de taponamiento que ejerce la cánula, hacen que el riesgo de sangrado sea bajo, y cuando éste aparece normalmente se controla con presión directa y apósito compresivo. No obstante, vigilaremos estrechamente tanto el sangrado, como los parámetros del respirador y las constantes hemodinámicas, haciendo hincapié en el aumento de la presión en la vía aérea que puede indicar presencia de secreciones, sangre o mala posición de la cánula, y la

- disminución del volumen tidal o volumen minuto espirado, que nos orientan sobre la presencia de fuga de aire o la incorrecta posición de la cánula.
- Corregir el hiperextensión del cuello y dejar al paciente en posición de semifowler.
- Durante las siguientes 4-6 horas posquirúrgicas se evitarán las movilizaciones innecesarias.
- Revisar la correcta presión del neumotaponamiento. Colocar la tapa de protección para evitar la entrada de partículas de polvo. Una vez estabilizado el paciente, la FiO2 y la PEEP se ajustarán a los niveles preoperatorios. La reducción de la fracción inspirada de oxígeno se realizará de forma paulatina.
- Realizar una placa de tórax para comprobar la correcta posición de la cánula y alertar sobre posibles complicaciones.
- Aspirar y valorar las secreciones; se deben reflejar en la historia de enfermería las características de las mismas.
- Si el paciente estaba con nutrición enteral, ésta se reiniciará pasadas 4-6 horas.

6.3 Cuidados generales del paciente

Los cuidados generales del paciente con traqueostomía se basan en el control respiratorio, así como en la evolución de la herida para evitar complicaciones graves. Una vez estabilizado hemodinámicamente, nos centraremos en otros cuidados, tales como[16-17]:

- Control de hemorragias: solo ocurre en el 5% de las traqueostomías, pudiendo aparecer por la punción de un gran vaso durante la técnica, así como por el uso de una cánula no adaptada al tamaño del orificio. Se debe vigilar el sangrado y si existe hemorragia, controlarla durante las horas posteriores a la intervención. También existen hemorragias secundarias pequeñas causadas por erosión del tejido de granulación, pero se pueden prevenir no colocando la cánula muy baja, así como evitando la hiperextensión cervical.
- Control de los niveles de saturación de oxígeno: en este parámetro existen diversos factores que pueden intervenir en una caída brusca de este valor. Entre ellos se encuentra varias complicaciones principales como el neumotórax, la creación de una ruta falsa o un desplazamiento temprano de la cánula o la obstrucción del tubo por moco o coágulos.
- Dolor: se debe atender a la frecuencia cardiaca así como a los

- gestos de la cara y posiciones corporales que puedan evidenciar que el paciente tiene dolor. Es muy importante la observación directa en las horas posteriores a la intervención, ya que se disminuye progresivamente el anestésico usado.
- Control de infecciones: el estoma se considera herida contaminada y se debe usar un antibiótico genérico para profilaxis. Además, hay que controlar la temperatura general del paciente, la existencia de bordes enrojecidos y la vigilancia de los apósitos, que se deben cambiar si se observa que se encuentran manchados o despegados. Si la herida drena, registrar olor y color del exudado, además si existen indicios de infección o fiebre, realizar un cultivo de éste.
- Control de la deglución: Tras la realización de la traqueotomía está indicado la colocación de una sonda nasogástrica para la nutrición en el periodo de hospitalización, ya que el balón de la cánula no permite una correcta deglución y es muy frecuente que el paciente se encuentre intubado para el posterior control respiratorio en la unidad de cuidados intensivos. Se debe controlar la correcta colocación de ésta, así como la valoración de retirarla cuando el paciente se encuentre extubado.
- Posición del paciente: para la mayoría de los pacientes es más cómodo la posición Semi-Fowler (cabecero a 45°), ya que permite la apertura completa de la vía aérea y un menor esfuerzo al respirar. Además, al toser se deben inclinar hacia adelante para facilitar la salida de la mucosidad.

- Alimentación: se debe valorar la capacidad de deglutir del paciente. Se hará progresivamente en presencia del médico o mediante prueba endoscópica ya que el balón puede presionar el esófago y disminuir la capacidad de deglutir. También pueden producirse broncoaspiraciones, por lo que la persona debe comer siempre con el cabecero elevado y se recomienda el uso de espesantes.
- Fonación: si el paciente se encuentra sujeto a ventilación mecánica, puede emitir sonidos mediante susurros y desinflando parcialmente el balón. Una vez en casa, debe ser portador de una cánula fenestrada o tapar el orificio de entrada de aire él mismo para conseguir emitir sonidos. Debemos ofrecer información y apoyo para que este consiga comunicarse de manera correcta.
- Higiene bucal: proporciona confort al paciente y disminuye la

cantidad de microorganismos que residen en la mucosa oral, reduciendo así el riesgo de neumonía y colonización bacteriana de la cavidad bucal. Para ello, se realizarán enjuagues, cuando precise o una vez por turno, con algún antiséptico (oraldine o clorhexidina al 0.2%), se aplicará vaselina en los labios para evitar su deshidratación y la aparición de grietas y sequedad.
- Humidificación del aire inspirado: ya que el aire no entra por las vías respiratorias superiores, hay que proceder a la humidificación del aire de forma artificial. El aire del medio hospitalario es muy seco (2% de humedad relativa) y frío (15°C). La humidificación puede ser activa (mediante sistemas que proporcionan tanto humedad como temperatura, disponen de un reservorio de agua, un elemento calentador, una unidad de control de temperatura y una interfase de gas y líquido que aumenta la superficie de evaporación) o pasiva (también llamada de calor-humedad o narices artificiales, que son dispositivos que operan sin electricidad y sin una fuente de agua suplementaria, el dispositivo recoge el calor y la humedad del aire espirado del paciente y los devuelve en la siguiente inspiración, pero aportan menos humidificación que los sistemas activos, y se deben cambiar cada 24 horas o siempre que estén anchados de secreciones).
- Mantener una adecuada hidratación del paciente para que las secreciones n sean muy espesas y se puedan eliminar fácilmente.

Control de las presiones de insuflación del balón: las presiones del balón se deben mantener entre 20-25 mmHg. Presiones mayores a estas superarían la presión sanguínea capilar, pudiendo causar isquemia de la mucosa y estenosis traqueal. Presiones inferiores podrían producir pliegues longitudinales y microaspiración de las secreciones acumuladas encima del balón, aumentando el riesgo de neumonía nosocomial. Hay que vigilar frecuentemente, mínimo cada 8 horas, la presión del manguito mediante un manómetro, inflando o desinflando el balón según se precise.

6. 4 Cuidados específicos de la traqueostomía

Los cuidados específicos son aquellos relacionados con el manejo del estoma en sí. Comienzan en el medio hospitalario, pero van a continuar una vez el paciente sea dado de alta y se encuentre en su domicilio. Por ello, se debe informar y enseñar al paciente y a la familia, así como incidir en el correcto manejo diario del dispositivo, pues de ello dependerá la existencia de complicaciones tras al alta. Estos cuidados son principalmente:

- Cambio de la cánula completa: el cambio de cánula completa en un procedimiento que se debe realizar dependiendo de si el procedimiento ha sido quirúrgico o percutáneo, siendo en los primeros 3-5 días después de la intervención en el caso de traqueotomía clásica, y si es percutánea a los 10 días, siempre por personal experto, ya que hay que realizarlo de manera rápida [2-18]. Se cambiará la cánula interna por una limpia en las primeras 24 horas del postoperatorio. Es muy importante no manipular en exceso la cánula en las primeras horas. Una vez pasado esos días, el cambio se hará a diario o según las indicaciones del facultativo responsable.

- Limpieza del estoma: una adecuada limpieza del estoma minimiza el riesgo de infección, manteniéndolo libre de humedad y exudado. Los signos de infección o irritación de los bordes del estoma incluyen: drenaje, costras, mal olor, dolor y/o irritación. Este procedimiento debe realizarse a diario y cuantas veces precise, a ser posible por dos personas, una se encarga de sujetar la cánula para evitar salidas accidentales, y la otra realiza la cura[2].
- Aspiración de secreciones: es muy importante el control de secreciones y la correcta eliminación de estas con el fin de garantizar la correcta permeabilidad de la vía aérea y evitar taponamientos. El uso de fisioterapia respiratoria facilita la eliminación de secreciones[18].
- Cambios de la cánula interna: la principal función de la cánula interna es evitar la obstrucción de la traqueotomía. Esta cánula se debe limpiar mínimo cada 8 horas, siendo ideal hacerlo cada vez que precise[2-18-19].

1 TÉCNICA DE LIMPIEZA DEL ESTOMA

- Materiales:
  - Guantes, estériles y no estériles.
  - Mascarilla.
  - Equipo de curas.
  - Camisa interna.
  - Gasas estériles.
  - Clorhexidina o povidona yodada, suero fisiológico.
  - Cintas re recambio y tijeras[2-18]

- Procedimiento:
  - Lavado de manos y preparación del material.
  - Explicar al paciente el procedimiento y tranquilizarlo.

- Colocarlo en posición semi-fowler.
- Quitar la cinta de sujeción y retirar el apósito sucio.
- Colocación de guantes estériles y mascarilla.
- Limpiar el estoma y la placa de la cánula con torunda de gasa y suero fisiológico, de dentro del estoma hacia fuera, hasta unos 5-10 cm. Siempre se debe usar una gasa distinta en cada pasada para evitar contaminar el estoma.
- Secar la piel con gasas estériles.
- Aplicar el antiséptico, de la misma manera que el suero.
- Almohadillar la zona con apósito estéril o con una gasa plegada.
- Poner la cinta de sujeción nueva, asegurando una fijación adecuada para evitar la movilización de la cánula[2-18].

- Observaciones:
    - La piel debe ser inspeccionada continuamente para detectar complicaciones, tales como eritema, dolor o presencia de secreciones húmedas que puedan causar infección o irritación
    - Los eritemas suelen aparecer por la continua exposición a la humedad de la piel, en pacientes con abundantes secreciones.
    - La cinta de sujeción debe estar colocada de manera que permita para un dedo entre la misma y la piel del cuello. Una excesiva fijación puede causar lesiones dérmicas, ingurgitación yugular, dificultando el retorno venoso y provocando molestias en el paciente. Una fijación demasiado floja, podría favorecer la salida de la cánula.

2 TÉCNICA DE ASPIRACIÓN DE SECRECIONES

- Materiales:
    - Sistema de aspiración de alto vacío (80-120 mmHg) con manómetro regulable
    - Sondas flexibles de aspiración, estériles, de distinto calibre, con toma de aire.
    - Adaptadores de distintos tamaños por si la sonda no conecta directamente con la goma del sistema de aspiración.
    - Guantes estériles.
    - Recipiente con agua y solución antiséptica[2-19].
    - Ambú y fuente de oxígeno a 15litros/minuto.
    - Recipiente para desechar e material.
    - Mascarilla.

- Procedimiento:

- Lavado de manos y preparación del material.
- Si el paciente está consciente, explicarle el procedimiento.
- Comprobar el sistema de aspiración, colocando un dedo en el extremo distal dela goma de aspiración notando succión, o también introduciendo la goma en el recipiente con suero y antiséptico y observar q succiona.
- Colocar al paciente en posición semi-fowler.
- Abrir el sistema de vacío y regular la succión. Se recomienda que la presión negativa oscile entre 80 y 120 mmHg, ya que presiones inferiores no extraen adecuadamente el material a aspirar.
- Hiperoxigenar e hiperventilar previamente al paciente, con ambú conectado a oxígeno al 100% o mediante un bolo administrado a través del respirador
- Colocación de mascarilla y guantes estériles.
- La persona que ayuda abre a sonda de aspiración y la conecta al sistema de aspirado, con cuidado de no contaminarla y nos la ofrece.
- Introducir la sonda de manera firme y rápida, sin realizar succión, llegando hasta el final. Mientras tanto, con la mano no dominante, sujetamos la cánula para evitar su movilización. Si existe resistencia, no forzar[2-19].
- Una vez llegado al tope, retirar 2-3 cm, para evitar la presión directa de la punta de la sonda, y aspirar cerrando la toma de aire de la sonda, retirándola con movimiento circulares y realizando succión intermitente
- Una vez terminada la técnica, hiperoxigenar e hiperventilar al paciente de nuevo.
- Si con una aspiración no ha sido suficiente, repetir el procedimiento
- Una vez finalizada la aspiración, aspira la boca para limpiar los restos que pudiera quedar.
- Recolocar al paciente su posición previa.
- Registrar las características de las secreciones extraídas.

- Observaciones:
    - Evaluar la situación respiratoria del paciente, antes y después dela aspiración, valorando sibilancias y ruidos respiratorios, disminución o ausencia de los mismos, profundidad de las respiraciones, cianosis, etc.
    - En cao de inestabilidad cardiorrespiratoria (arritmias cardiacas, desaturación) interrumpir el proceso.

- La aspiración no debe durar más de 10-15 segundos, pues una aspiración prolongada puede provocar problemas de hipoxia, arritmias, bradicardia e, incluso, parada cardiorrespiratoria vagal.
- A veces, por posición anatómica, la sonda tiende a introducirse más fácilmente en el bronquio derecho, que está más recto, pudiendo acumularse secreciones en el bronquio izquierdo. Para evitar esto, debemos girar la cabeza del paciente hacia el lado contrario a aspirar.

3 TÉCNICA DE LIMPIEZA DE LA CÁNULA INTERNA

- Materiales:
  - Cánula interna del mismo diámetro y tamaño que la que porta el paciente.
  - Guantes estériles
  - Bateas estériles.
  - Agua oxigenada y suero fisiológico.
  - Escobilla estéril.
  - Gasas y paños estériles[2-20].

- Procedimiento:
  - Colocar todo el material en un paño estéril.
  - Preparar la batea con agua oxigenada, o con el producto que indique el fabricante de la cánula, y suero fisiológico, y sumergir la cánula durante unos minutos.
  - Limpiar la cánula por dentro y por fuera con la escobilla.
  - Aclarar la cánula con suero fisiológico.
  - Inspeccionar que no queden restos de secreciones en el interior de la cánula.
  - Secar la cánula por dentro, con una gasa estéril enrollada en la escobilla.
  - Reservar en un reciente para la posterior colocación en el paciente.

El cambio completo dela cánula antes de los 7 primeros días aumenta el riesgo de hemorragia, y su realización en las primeras 48 horas incrementa mucho el riesgo de sangrado y de creación de una vía falsa[2-20]. En caso de tener que cambiar prematuramente la cánula, se debe realizar por personal entrenado, teniendo siempre presente los riesgos y las complicaciones asociadas. Tras el primer cambio, los cambios sucesivos se realizarán según el protocolo de la unidad o según las pautas del facultativo responsable.

4 CAMBIO DE LA CÁNULA COMPLETA

Los objetivos principales de este procedimiento son:

- Favorecer la decanulación, para lo cual se cambia la cánula progresivamente por otras de menor tamaño.
- Sustitución de la cánula por otra de iguales características o diferentes, según la necesidad.
- Mantener la vía aérea limpia y permeable.
- Evitar infecciones del tracto traqueobronquial.
- Mantener la traqueotomía y la piel periestomal en condiciones óptimas[2-18-21].
- Evitar la formación e tejido de granulación o adherencias.
- Corregir problemas y fugas causadas por traqueomalacia, mal posición o rotura de la cánula.

- Materiales:
    - 2 cánulas de traqueotomía, una del mismo tamaño que la que lleva el paciente y otra de menor tamaño, ambas con obturador.
    - Ambú y sistema de oxígeno.
    - Laringoscopio, pala y tubo endotraqueal.
    - Guantes estériles, no estériles y mascarilla.
    - Paños y gasas estériles.
    - Equipo de curas.
    - Jeringas de 10ml, para las cánulas con balón.
    - Suero fisiológico.
    - Antiséptico.
    - Lubricante hidrosoluble estéril.
    - Cintas de fijación.
    - Apósito de protección para traqueostomía.
    - Equipo de aspiración.
    - Separador de tres valvas.
    - Manómetro para manguitos endotraqueales.
    - Material para intubación translaríngea, por si el cambio de cánula se complica.

- Procedimiento:
    - Explicar la técnica al paciente, si está consciente.
    - Colocar al paciente en posición semi-fowler, sin almohada y con el cuello en hiperextensión.
    - Si el paciente está recibiendo nutrición enteral por sonda nasogástrica, se debe suspender 4 horas antes y aspirar el posible contenido del gástrico residual, para evitar broncoaspiración.

- Colocarnos al lado del paciente, nunca enfrente para evitar salpicaduras ante ataques de tos.
- Preoxigenar con ambú con oxígeno al 100% durante dos minutos.
- Lavarse las manos y colocarse la mascarilla.
- Colocarse los guates estériles.
- Preparar un campo estéril con el material necesario.
- Verificar la integridad del balón de la cánula limpia.
- Preparar la cinta de sujeción a medida del cuello del paciente.
- Retirar de la nueva cánula la cánula interna, en caso de tenerla, e introducir un obturador dentro de la externa, más largo que la cánula y con una punta roma que facilita su inserción.
- Lubricar la cánula.
- La persona que ayuda retira las cintas de sujeción de la cánula y el apósito que protegen el estoma.
- Desinfectar el estoma y secar con gasas.
- Retirar la cánula sucia e introducir la nueva, con el obturador, siguiendo un trayecto perpendicular y después un giro de 90°.
- Retirar el obturador.
- Introducir la cánula interna dentro de la externa, en caso de usarla, y ajustarla.
- Inflar el balón, en caso de tenerlo, con una jeringa con aire.
- Fijar la cánula con la cinta.
- Registrar la técnica y los cambios[2-18-21].

- Observaciones:
    - El tiempo de realización de esta técnica debe ser mínimo para evitar la posible retracción del estoma, en cuyo caso se usaría el separado de tres valvas para dilatarlo.
    - Si el paciente tiene autonomía respiratoria, se verifica que está respirando a través de la cánula, o colocando una mano delante de la salida de la cánula.

7 COMPLICACIONES

La traqueostomía es un procedimiento de cirugía mayor y por ello, no está exenta de complicaciones[22]. La incidencia de complicaciones varía entre un 5-40%, con una mortalidad de entre 0,5-5% y con un aumento del riesgo en las traqueostomías de emergencias. Las personas más propensas a desarrollarlas son los niños, personas obesas, personas que presentan traumas craneales, quemaduras o desnutrición[23-24]. Estas complicaciones pueden aparecer en el momento de la cirugía, en el postoperatorio inmediato o de forma tardía[22-25]. Si bien, en su mayor parte, la prevención de aparición de complicaciones depende, en su mayor parte, de una buena técnica quirúrgica y de un buen cuidado enfermero[25].

7.1 Complicaciones intraoperatorias o inmediatas

Entre las complicaciones inmediatas más frecuentes podemos encontrar la hemorragia intraoperatoria, ocurriendo aproximadamente en el 5% de las traqueotomías, causada por la lesión de vasos sanguíneos adyacentes durante el procedimiento[22-25]. Además, durante la cirugía se pueden dañar otras estructuras circundantes a la tráquea, como son la laringe, el esófago, el cartílago cricoides, o nervios recurrentes[23-25]. Se pueden mencionar también la apena o paro respiratorio debido a la caída brusca de la CO_2, el paro cardíaco por el rápido cambio en el equilibrio ácido - base o por estímulo vegetativo del dolor y el fracaso en el procedimiento[23-25]. Además, entre las complicaciones del aparato respiratorio, encontramos embolismo aéreo, neumotórax, neumomediastino y edema pulmonar agudo[22-25].

7.2 Complicaciones postoperatorias o tempranas

Las complicaciones postoperatorias se suelen dar con mayor frecuencia que las anteriores[33-34]. Entre ellas, podemos mencionar el enfisema subcutáneo, la infección de la herida o de los órganos respiratorios, la atelectasia y la obstrucción de la cánula por secreciones, coágulos o por desplazamiento accidental[36-37]. Además, también puede aparecer hemorragia postoperatoria debido a la erosión de algún vaso, la pérdida de las ligaduras o a cambios de cánula poco cuidadosos[23-24].

7. 3 Complicaciones tardías

Estas complicaciones son aquellas que aparecen después de los 14 días posoperatorio. Podemos mencionar complicaciones tales como: neumonía, hemorragia tardía por la posición de decúbito mantenido, estenosis traqueal o laringotraqueal, traqueomalacia, fístulas traqueoesofágica, fístula traqueocutánea o persistencia del estoma, formación de granuloma, afonía o alteraciones estéticas y queloides[25-26].

8 DECANULACIÓN

8.1 Criterios

La decanulación es un proceso que empieza en el momento en que es posible desinflar el balón de la cánula traqueal hasta la colocación de un apósito oclusivo en el estoma. Debido a que la traqueostomía conlleva una serie de complicaciones potenciales, es recomendable realizar la decanulación cuanto antes. No obstante, no resulta fácil llevarla a cabo ni decidir cuándo realizarla. Todos los pacientes deberán cumplir unos requisitos antes de ser decanulados. Estos requisitos son[27-28]:
- Se ha resuelto el proceso patológico que provocó la necesidad de la traqueostomía.
- Se ha logrado el destete del respirador.
- No existe obstrucción real o potencial de la vía aérea.
- El reflejo tusígeno y de deglución es eficaz.
- El paciente tolera tapar la cánula durante al mínimo 72 horas.
- Existe estabilidad hemodinámica.

Integridad neurológica y ausencia de delirio de enfermedades psiquiátricas.

8.2 Procedimiento

La decanulación debe ser realizada por un profesional que esté capacitado para recanular en caso de fallo. Una vez que el paciente ha cumplido los criterios anteriores, se puede proceder a decanular de forma progresiva. Esto se puede realizar mediante dos métodos: oclusión y cambio de cánulas de menor calibre[23-24].

- Oclusión: se desinfla el balón y se realizan oclusiones del estoma durante 10 minutos, 12 horas y 24 horas hasta tolerancia.

Cambio de cánula: siempre que el estoma se haya realizado con una anterioridad mínima de una semana, se puede realizar mediante cambios de cánulas sin globo y hacia un tamaño menor diariamente o cada 3-5 días. Se podrá decanular una vez que el calibre mínimo se ha tolerado durante al menos 72 horas.

8.3 Cuidados enfermeros

Entre los cuidados enfermeros en el proceso de decanulación se encuentran los siguientes[29-30-31].

- Cuidados en el procedimiento.
- Comprobar el material de emergencia.
- Cerciorarse de que el paciente ha estado en ayunas por dos horas.
- Explicar el procedimiento y asegurarse que el paciente ha comprendido todos los pasos.
- Paciente colocado en posición semi-flower.
- Comprobar los signos vitales de base del paciente.
- Monitorizar el paciente de forma continua durante el procedimiento.
- Limpiar el estoma y succionar la traqueostomía inmediatamente antes de la decanulación.
- Cortar las cuerdas de fijación de la traqueostomía y asegurarse de que el balón neumático esté bien deshinchado.
- Observar signos de distress respiratorio: taquipnea, estridor, cianosis, etc.
- Administrar oxígeno suplementario si es necesario.
- Retirar la cánula traqueal
- Poner un apósito oclusivo en el sitio del estoma siempre y cuando no existan signos de dificultad respiratoria.
- Enseñar al paciente cómo aplicar presión sobre el estoma para hablar o toser.
- Documentar todos los cuidados brindados e información adicional sobre el proceso, signos vitales, etc.

Entre los cuidados post-decanulación encontramos:

- Durante las primeras 24 horas después de la técnica, el paciente debería ser cuidado idóneamente con una ratio enfermera/paciente 1:1[30-31].
- Es responsabilidad de la enfermera monitorizar los signos vitales y signos de dificultad respiratoria, cada 15 minutos durante la primera hora post-decanulación, cada media hora durante las 4 horas siguientes y cada hora hasta pasadas 24 horas del

procedimiento.
- El estoma debe ser tapado hasta que se cierre y no salgan secreciones.
- Se debe evaluar y limpiar diariamente o según necesidad.

Una vez el paciente ha sido dado de ala, se derivará a Atención Primaria, donde continuara el seguimiento de sus cuidados[30-31].
- Evaluación de los conocimientos de autocuidado del paciente y del cuidador principal.
- Redactar el Plan Integral de Cuidados al alta para asegurar una buena continuidad de cuidados.
- Aconsejar al paciente/cuidador principal contactar con el centro sanitario más cercano si existiesen episodios de distress respiratorio/signos de infección de la herida.

9 RESUMEN

La decisión de traqueotomizar a un paciente, independientemente de la técnica quirúrgica que se vaya a emplear, se debe apoyar fundamentalmente en la opinión y experiencia del grupo multidisciplinar encargado de su manejo. Existen tres tipos de técnicas quirúrgicas: abierta o clásica, semiabierta y percutánea. La traqueotomía es un procedimiento que con el paso del tiempo ha ido consiguiendo solidez y ha evolucionado mucho en cuanto a la técnica y a los cuidados se refiere. Es una técnica que se realiza en los hospitales y cada vez se hace con más frecuencia, sobre todo en la unidad de cuidados intensivos, gracias al avance en la técnica percutánea.

El objetivo fundamental de este procedimiento es garantizar la permeabilidad de la vía aérea, asegurando el intercambio gaseoso. Como toda intervención quirúrgica, entraña una serie de complicaciones que deben ser tenidas en cuenta según cada paciente.

Los pacientes traqueostomizados se enfrentan a un tipo de cirugía mayor muy traumática, que requerirá de importantes adaptaciones físicas y psíquicas y que afectará radicalmente a su imagen corporal y al concepto de autoimagen, repercutiendo negativamente, en la mayoría de los casos, a la vida familiar, social y laboral. El objetivo fundamental del equipo sanitario que trata a estos pacientes es enseñarle, tanto a él como a su familia, a manejar la nueva situación de salud. La información que se maneja aborda muchos aspectos, desde consejos para afrontar el postoperatorio inmediato, cuidados sobre el traqueostomía y mantenimiento de las cánulas, hasta consejos para su reincorporación a la vida diaria.

El trabajo de enfermería ante un paciente traqueostomizado comienza con la valoración global del paciente, atendiéndolo con una visión bio-psico-social. Esta valoración debe ser exhaustiva y minuciosa, recogiendo todos aquellos aspectos que resulten relevantes a la hora de alertarnos en cualquier cambio y/o complicación eminente.

Una vez recibimos al paciente de quirófano, los cuidados principales son los encaminados a la observación y vigilancia del mantenimiento de la permeabilidad de la vía aérea, así como corregir el hiperextensión del cuello y dejar al paciente en posición de semifowler. Posteriormente, durante las siguientes 4-6 horas posquirúrgicas, se evitarán las movilizaciones innecesarias. Se realizará una placa de tórax para comprobar la correcta posición de la cánula y alertar sobre posibles complicaciones. El resto de los cuidados irán encaminados en evitar posibles complicaciones, tales como infecciones, dificultad respiratoria, manejos de la deglución, etc.

10 BIBLIOGRAFÍA

1. Koatz AN. Anatomía y fisiología de vía aérea inferior. 2009. Disponible en: http://www.otorrinoweb.com/es/Temas%20de%20cuello/2921.html
2. Gil de Carlos, N. Elaboración de una guía para el manejo de los pacientes portadores de una traqueostomía. Trabajo fin de grado de enfermería. Facultad de ciencias de la salud universidad Pública de Navarra. 2013-2014.
3. NewsMedical. Historia de traqueostomía.[Internet][Citado 2016 Mar 13] Disponible en: http://www.news-medical.net/health/Tracheotomy-History-%28Spanish%29.aspx
4. Carlos Hernández A, Juan Pedro Bergeret V, Marcela Hernández V. traqueostomía: principios y técnica quirúrgica. Cuad. Cir. 2007;21:92-98.
5. O. Salcedo, F. Vivar. traqueostomía en pacientes ventilados. Medicina intensiva v.32 n.2 Madrid marzo 2008. Disponible en http://scielo.isciii.es/scielo.php?pid=s0210569120080002000006&script=sci_arttext.
6. Asus C, Bustos V. Traqueostomía percutánea versus convencional, Unidad de terapia intensiva del sanatorio Rivadavia. Tucumán, Argentina. Disponible en: http://www.residentesdecirugia.org.ar/files/traqueostomia%20percutanea%20vs%20convencional.pdf
7. García Gómez A, Gutiérrez Gutiérrez L, Goenaga Martínez N, Hernández Hernández I, Coca Machado JL. Pacientes en ventilación mecánica con traqueotomía. Revista cubana de Medicina Militar. 2014; 43(4):421-432.
8. Ministerio de Salud Pública. Situación de Salud en Cuba.

Indicadores básicos 2012. Anuario estadístico de Cuba. [citado 27 Abr 2016]. Avalible en: http://www.sld.cu/sitios/dne/
9. Fernández Sardinero B. Proyecto de investigación: cuidados traqueostomías. Trabajo fin de carrera en enfermería. Universidad Francisco de Vitoria. Madrid.2015.
10. Peña Niño WE. Complicaciones de traqueostomía percutánea vs traqueostomía abierta en una población hospitalizada en la unidad de cuidados intensivos del hospital universitario Clínica San Rafael. 2008-2011.
11. Rodríguez Whipple PA. Traqueostomía percutánea. Rev Chilena de Cirugía. Vol 55-n° 3, junio 2003; pag 277-279.
12. Ávila, Enrique. Maldonado, Eduardo. Rodríguez, Abiel. Traqueostomía [Internet] [Citado 2016 Mar 29]. Disponible en: http://es.slideshare.net/jesusenri/traqueostoma-32893635?related=1
13. Ollero Aguayo JJ, Martínez Herrera Ana. Plan de cuidados en pacientes con traqueotomía percutánea. (Trabajo fin de grado). Universidad de Jaén, facultad de enfermería, mayo 2014.
14. Palacios F, Vega A, Morena M, Sorba N, Arias A, Zylinski V. Protocolo de cuidados al paciente traqueostomizado. Revista notas de enfermería. (15-17).
15. Salas I, Gómez O, Grau M, Martín B, Martínez AM. Cánulas de traqueotomía. Innovaciones y técnicas nuevas. Rev ROL Enf 2000; 23(5): 393-398.
16. Che-Morales JL, Díaz-Landero P, Cortés-Tellés A. medigraphic.com. [Online].; Octubre-diciembre 2014. Available from: http://www.medigraphic.com/pdfs/neumo/nt-2014/nt144f.pdf
17. Ávila, Enrique. Maldonado, Eduardo. Rodríguez, Abiel. Traqueostomía [Internet] [Citado 2016 Mar 29]. Disponible en: http://es.slideshare.net/jesusenri/traqueostoma-32893635?related=1
18. Benito Orejas JI. Consenso clínico en relación a los cuidados de la traqueostomía .Rev. Soc. Otorrinolaringol. Castilla León Cantab. La Rioja 2014 Nov. 5 (Supl.3): S1-8.
19. Álvarez ÁP. auladelafarmacia.com. [Online].; 2012. Available from: http://www.auladelafarmacia.com/resources/files/2012/7/26/134329131419647-58%20ACTUALIZACIONES.pdf
20. Rambla JMG. idd00x1v.en.eresmas.com. [Online]. Available from: http://idd00x1v.en.eresmas.com/Colab1.htm.
21. Delgado RS. hca.es. [Online].; 2011. Available from: http://www.hca.es/huca/web/enfermeria/html/f_archivos/Cambio%20canula%20de%20traqueotomia.pdf.

22. Santana PB. eccpn.ibarra.org. [Online].; 2014. Available from: http://www.eccpn.aibarra.org/temario/seccion5/capitulo79/capitulo79.htm.
23. Lamo FBD, Benito-Orejas JI, Martínez-Díez C, Juana-Morrondo MSD. gredos.usal.es. [Online].; 22/06/2013. Available from: http://gredos.usal.es/jspui/bitstream/10366/124494/1/revistaorl 2013_supl4_cuidadostraqueotomia1.pdf.
24. Álvarez ÁP. http://webcache.googleusercontent.com/. [Online].; Julio - Agosto 2012. Avalible en: http://webcache.googleusercontent.com/search?q=cache:http://www.auladelafarmacia.com/resources/files/2012/7/26/13432913 1419647-58%2520ACTUALIZACIONES.pdf&gws_rd=cr&ei=gCsBV8Lq A4vX6QSQua7gDg.
25. Rambla JMG. idd00x1v.en.eresmas.com. [Online]. Available from: http://idd00x1v.en.eresmas.com/Colab1.htm.
26. Delgado RS. hca.es. [Online].; 2011. Available from: http://www.hca.es/huca/web/enfermeria/html/f_archivos/Cambio%20canula%20de%20traqueotomia.pdf
27. OXIGEN SALUD, S.A. oxigensalud.com. [Online].; 2008. Available from: https://www.oxigensalud.com/healthcare/areas/pacientes/documentos_pdf/varios/manual_pac_aspiracion_secreciones_1.pdf.
28. Santana PB. eccpn.ibarra.org. [Online].; 2014. Available from: http://www.eccpn.aibarra.org/temario/seccion5/capitulo79/capitulo79.hm
29. Ferreyra MA, Zjilstra, Luzuriaga M, Ivars AE. Indicaciones y Complicaciones de Traqueostomías. Rev. Hosp. Priv. Com. [Internet]. 2008; 11 (1): 18- 21. Disponible en: http://www.hpc.org.ar/images/revista/623-r17n1p18.pdf
30. Milanés R, Alcalá L. Traqueotomía en Unidad de Cuidados Intensivos. Rev Cienc Biomed [Internet] 2010; 1 (1): 71-78. Disponible en: http://www.revista.spotmediav.com/pdf/1-1/09_TRAQUEOTOMIA.pdf
31. Che-Moreales JL, Díaz-Landero P, Cortés-Téllés A. Manejo integral del paciente con traqueostomía. Neumol. Cir. Torax. [Internet] 2014; 73 (4): 254-262. Disponible en: http://www.medigraphic.com/pdfs/neumo/nt-2014/nt144f.pdf
32. Hernández C, Bergeret J P, Hernández M. Traqueostomía: principios y técnica quirúrgica. Cuad. Cir. [Internet] 2007; 21: 92-98. Disponible en: http://mingaonline.uach.cl/pdf/cuadcir/v21n1/art13.pdf

EDITOR: *Diego Molina Ruiz*

11 ANEXOS

ANEXO 1. FUGURA 1

Figura 1: Morfología general dela tráquea

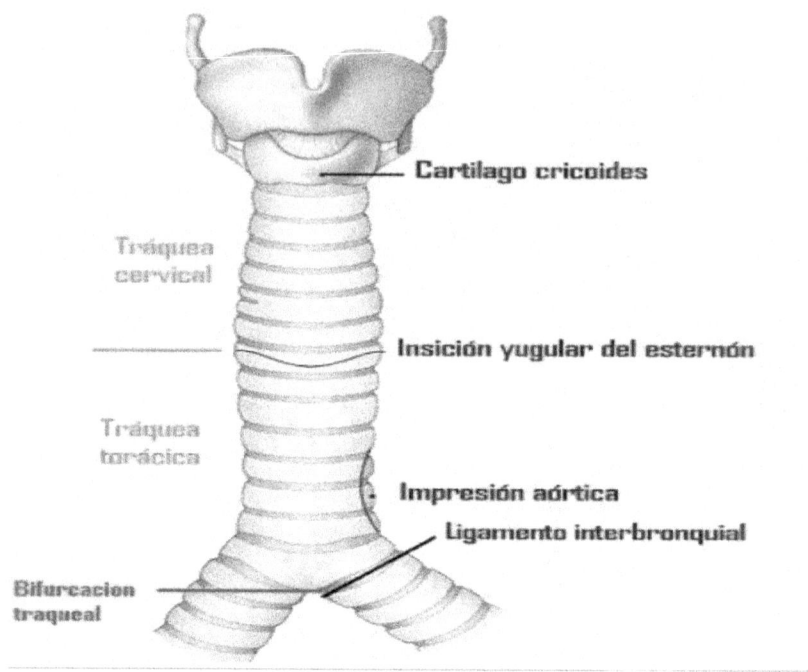

Fuente: Sandra M. Leiva, Walter R. Montero, Facundo R. Reula, Jorge Luís Sánchez Negrette, Claudia M. Steinschütz, Carlos A. Steinschütz, Maria Gabriela Zapata.

http://www.otorrinoweb.com/es/Temas%20de%20cuello/2921.html

ANEXO 2. TABLA 1

Tabla 1: Plan de cuidados modelo de un paciente traqueostomizado

Diagnostico	Resultados (NOC)	Actividades (NIC)
Riesgo de deterioro de la integridad cutánea (00047)	**Integridad tisular: piel membranas y mucosas (1101)** Indicadores: -Integridad de la piel -Lesiones cutáneas -Lesiones de las mucosas -Eritema -Necrosis -Induración	**Cuidados de las heridas (3660)**: -Controlar características de la herida. -Anotar cambios en la herida. **Manejo de las vías aéreas artificiales (3180)**: -Proporcionar cuidados en la tráquea.
Deterioro de la mucosa oral(00045)	**Higiene bucal (1100)** Indicadores: -Limpieza de boca, dientes y encías. -Halitosis. -Dolor. -Gengivitis. -Caries.	**Mantenimiento de la salud bucal (1710)**: -Establecer rutina de higiene bucal. -Lubricar labios y humedecer mucosas orales.
Riesgo de aspiración (00039)	**Prevención de la aspiración (1918)**: Indicadores -Identificar	**Precauciones para evitar la aspiración (3200)**: -Comprobar la

	factores de riesgo	colocación de la sonda nasogástrica o de gastrostomía antes de la alimentación si es preciso. - Mantener el cabecero de la cama elevado durante 30 a 45 minutos después de la alimentación.
Riesgo de infección (00004)	**Conocimiento: Control de la infección (1842):** Indicadores -Factores que influyen en la infección. -Práctica que reducen la transmisión. -Signos y síntomas de infección. -Control de infección. -Higiene de manos.	**Protección contra infecciones (6550):** -Observar signos y síntomas de infección. -Mantener normas de asepsia. -Instar a toser y fomentar respiración profunda. **Control de infecciones (6540):** -Lavarse las manos antes y después de cada actividad de cuidados. -Uso de guantes.

			-Limpieza de piel con agente antibacteriano.
Deterioro de la ventilación espontánea(00 033)	**Estado respiratorio: ventilación (0403):** Indicadores -Frecuencia respiratoria -Profundidad respiratoria, utilización de los músculos accesorios, disnea en reposo y de esfuerzo y ortopnea.		**Manejo de las vías artificiales (3140):** -Mantener inflado el globo de la cánula durante la ventilación y durante y después de la alimentación, comprobando la presión del globo. **Aspiración de las vías aéreas (3160):** -Determinar la necesidad de aspiración oral y/o traqueal. -Precauciones universales. -Limpieza de la zona alrededor del estoma. -Anotar aspecto y cantidad de secreciones. **Manejo de la ventilación mecánica invasiva (3300):** -Controlar las condiciones que indican la necesidad de un

		soporte ventilatorio. -Vigilar la eficacia de la ventilación mecánica invasiva.
Dolor agudo (00132)	**Nivel de dolor (2102):** Indicadores -Dolor referido, expresiones de dolor, duración de los episodios de dolor. -Sudoración, gemidos o gritos, agitación.	**Manejo del dolor (1400):** -Realizar a valoración exhaustiva del dolor que incluya localización, características, frecuencia, intensidad. -Observar claves no verbales. -Asegurarse de que el paciente reciba cuidados analgésicos.
Conocimientos deficientes (00126)	**Conocimiento: proceso de la enfermedad (1803):** -Proceso de enfermedad, factores de riesgo y síntomas. -Complicaciones y precauciones para prevenir las	**Enseñanza individual (5606):** -Valorar el nivel actual de conocimientos y comprensión del paciente. -Instruir al paciente y reforzar la conducta adaptando la

	complicaciones dela enfermedad.	información al nivel cultural y cognitivo de este. -Dar tiempo para resolver preguntas y dudas.
Trastorno de la imagen corporal (00118)	**Imagen corporal (1200):** Indicadores -Satisfacción con el aspecto corporal. -Adaptación a los cambios físicos y cambios corporales. **Autoestima (1205):** Indicadores -Verbalización de la autoaceptación. -Comunicación abierta. -Aceptación de las propias limitaciones. -Mantenimiento del cuidado /higiene personal.	**Potenciación de la imagen corporal (5220):** -Usar una guía previsora para la preparación del paciente. -Identificar grupos de apoyo disponible para el paciente.
Riesgo del cansancio del rol del	**Alteración del estilo de vida del cuidador**	**Apoyo al cuidador principal (7040):**

cuidador (00062)	principal (2203): Indicadores -Interacciones sociales, apoyo social y relaciones con los amigos. -Actividades de ocio. -Sueño. **Factores estresantes del cuidador principal (2208):** Indicadores -Factores estresantes referidos por el cuidador. -Limitaciones físicas y psicológicas del cuidador.	-Determinar el nivel de conocimiento del cuidador. -Determinar la aceptación del cuidador de su papel. -Aceptar las expresiones de emoción negativa. -Estudiar puntos fuertes y débiles. -Realizar afirmaciones positivas sobre los esfuerzos del cuidador. -Apoyar las decisiones del cuidador. -Controlar y orientar los problemas de la familia en los cuidados. -Proporcionar ayuda socio-sanitaria al cuidador.

Fuente: Enrique Ávila Eduardo Maldonado Abiel Rodríguez

http://es.slideshare.net/jesusenri/traqueostoma-32893635?related=1

ANEXO 3. FIGURA 2

Figura 2: Componentes de cánulas traqueales

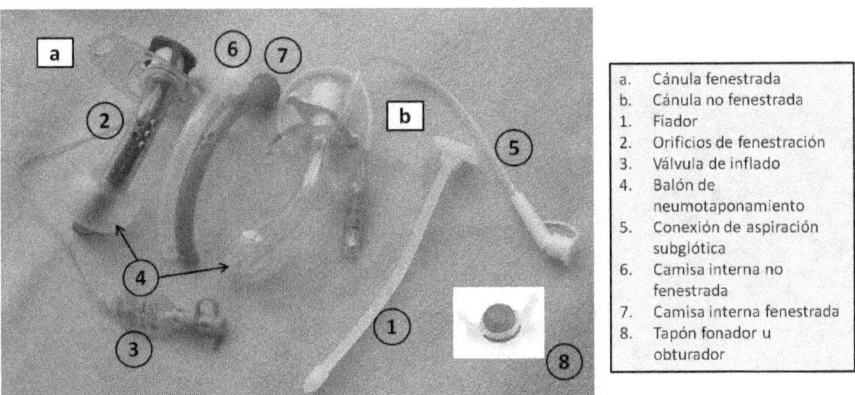

a. Cánula fenestrada
b. Cánula no fenestrada
1. Fiador
2. Orificios de fenestración
3. Válvula de inflado
4. Balón de neumotaponamiento
5. Conexión de aspiración subglótica
6. Camisa interna no fenestrada
7. Camisa interna fenestrada
8. Tapón fonador u obturador

Componentes de cánulas de traqueostomía

Fuente: Enrique García García. Enfermero de Unidad de Cuidados Intensivos Hospital Universitario de Fuenlabrada. Madrid

http://www.uciseguras.com/wp/?p=1159

EDITOR: *Diego Molina Ruiz*

Libro 9 CUIDADOS DE TRAQUEOSTOMÍAS

EDITOR: *Diego Molina Ruiz*

SOBRE EL EDITOR

DIEGO MOLINA RUIZ, Puertollano (Ciudad Real), 15 de Febrero de 1959.

Formación académica

Licenciado en Enfermería. Universidad Hogeschool Zeeland (Holanda) 2002. Especialista en Enfermería Médico-Quirúrgica. Master en Ciencias de la Enfermería. Universidad de Huelva. Diploma de Estudios Avanzados en Medicina Preventiva y Salud Pública, Universidad de Huelva.

Lugar de trabajo

Enfermero Comunitario UGC Gibraleón del Distrito Sanitario Huelva Costa Condado Campiña.

Profesor asociado Departamento de Enfermería, Universidad de Huelva.

Experiencia previa

Autor y Editor de editorial especializada CC SS. Enfo Ediciones, FUDEN, Madrid.

Como docente ha impartido los Módulos 6 sobre Técnicas de Resonancia Magnética y 7 sobre Técnicas de asistencia en Exploraciones Ecográficas del Curso de Formación Profesional Ocupacional "Técnico en Radiodiagnóstico" con Expediente 98/2005/J/221 y N° 21 – 15, de la Consejería de Empleo de la Junta de Andalucía, con un total de 250 horas docentes.

Desde 2006 desarrolla labor docente como profesor asociado en la Universidad de Huelva.

EDITOR: *Diego Molina Ruiz*

Experiencia investigadora

- **Líneas de investigación:** Salud Laboral, Atención Primaria, Preanalítica, Salud Mental.
- **Participación en proyectos de investigación**
  - Investigador colaborador en el proyecto FIS 12/ 1099.
  - En la actualidad participa en un proyecto de investigación en salud FIS.
- **Participación en proyectos editoriales**

    Más de 40 artículos publicados en revistas de enfermería y biomédicas, nacionales e internacionales. Más de 65 capítulos de libros y 36 libros como autor y coordinador.

Otros méritos

Miembro del Comité de Ética Asistencial de Huelva.

SOBRE LOS AUTORES

MARIA MERCEDES MURILLO VAZQUEZ, Huelva, 11 de Agosto de 1985.

Formación académica

Graduada en Enfermería. Universidad de Huelva (2009-2013).

Lugar de trabajo

Enfermera de hospitalización en Hospital de la Defensa de Zaragoza.

Experiencia previa

Autora de la publicación "Lactancia materna, el mejor comienzo para la vida". (Libro impreso). Editado por Molina Moreno Editores. ISBN-10: 1533157863. Primera edición 6 mayo de 2016.

Desde 2014 desempeña el rol de enfermera en distintos hospitales de Zaragoza, pertenecientes al Servicio Aragonés de Salud.

ELENA SOSA CORDOBÉS, San Juan del Puerto (Huelva), 24 de Febrero de 1993.

Formación académica

Graduada en Enfermería. Universidad de Huelva 2016.

Lugar de trabajo

Enfermera del St George's Hospital (Londres)

Experiencia investigadora

Investigadora colaboradora en el proyecto de investigación "Promoción de hábitos saludables en el ámbito universitario" en el Departamento de Enfermería de la Universidad de Huelva durante el curso académico 2014-2015.

EDITOR: *Diego Molina Ruiz*

TÍTULOS DE LA COLECCIÓN
Notas sobre el cuidado de heridas (15 Libros)

Libro 1: **HERIDAS AGUDAS.** Notas sobre el cuidado de heridas. Vol. 1
Libro 2: **QUEMADURAS.** Notas sobre el cuidado de heridas. Vol. 2
Libro 3: **HERIDAS TRAUMÁTICAS.** Notas sobre el cuidado de heridas. Vol. 3
Libro 4: **HERIDAS QUIRURGICAS.** Notas sobre el cuidado de heridas. Vol. 4
Libro 5: **HERIDAS CRONICAS.** Notas sobre el cuidado de heridas. Vol. 5
Libro 6: **HERIDAS INFECTADAS.** Notas sobre el cuidado de heridas. Vol. 6
Libro 7: **LESIONES CUTÁNEAS.** Notas sobre el cuidado de heridas. Vol. 7
Libro 8: **CUIDADO OSTOMIZADOS.** Notas sobre el cuidado de heridas. Vol. 8
Libro 9: **CUIDADO TRAQUEOSTOMÍAS.** Notas sobre el cuidado de heridas. Vol. 9
Libro 10: **DERIVACIONES CUTÁNEAS.** Notas sobre el cuidado de heridas. Vol. 10
Libro 11: **ÚLCERAS POR PRESIÓN.** Notas sobre el cuidado de heridas. Vol. 11
Libro 12: **PIE DIABÉTICO.** Notas sobre el cuidado de heridas. Vol. 12
Libro 13: **ÚLCERAS VASCULARES.** Notas sobre el cuidado de heridas. Vol. 13
Libro 14: **ÚLCERAS EXTRIMIDAD INFERIOR.** Notas sobre el cuidado de heridas. Vol. 14
Libro15: **COMPENDIO DE HERIDAS.** Notas sobre el cuidado de heridas. Vol. 15

EDITOR: *Diego Molina Ruiz*

Nota del Editor:

Para poder atender cualquier consulta relacionada con el presente libro o bien con la colección a la que pertenece, quedo en todo momento a disposición de todos los lectores en la siguiente dirección de correo electrónico:

molina.moreno.editores@gmail.com

Edición impresa en papel y ebook disponible en:

www.amazon.com y www.amazon.es

EDITOR: *Diego Molina Ruiz*

Copyright © 2016 Diego Molina Ruiz

Edita: Molina Moreno Editores molina.moreno.editores@gmail.com

Diseño de portada: Diego Molina Ruiz

Título del Libro: Cuidados de Traqueostomías

Libro número 9

Serie: Notas sobre el cuidado de Heridas

Primera edición: 15/07/2016

Tapa blanda, número de páginas: 76

Autoría:

Autora: Mª Mercedes Murillo Vázquez

Autora: Elena Sosa Cordobés

Diego Molina Ruiz Ed.

All rights reserved / Todos los derechos reservados

ISBN-10: 1535312750
ISBN-13: 978-1535312752

Edición impresa en papel y ebook disponible en:
www.amazon.com y www.amazon.es

Todos los derechos reservados. Este libro o cualquiera de sus partes no podrán ser reproducidos ni archivados en sistemas recuperables, ni transmitidos en ninguna forma o por ningún medio, ya sean mecánicos o electrónicos, fotocopiadoras, grabaciones o cualquier otro sin el permiso previo de los titulares del Copyright. Las imágenes han sido cedidas por los autores y se prohíbe la reproducción total o parcial de las mismas.